AF341377

DU
PRONOSTIC DE L'ÉPILEPSIE

ET DU TRAITEMENT DE CETTE MALADIE

PAR LE VALÉRIANATE D'ATROPINE.

FRAGMENT D'UN MÉMOIRE

lu devant l'Académie impériale de Médecine,

PAR

LE DOCTEUR MICHÉA,

Directeur d'un Établissement particulier d'Aliénés et d'Epileptiques à Paris,
Lauréat de l'Académie impériale de médecine, Membre titulaire des sociétés Médico-
psychologique et médico-pratique ; Membre correspondant des sociétés
de médecine de Nancy, de Nîmes, de Douai, etc., etc.

—

PRÉCÉDÉ D'UN

EXTRAIT DU RAPPORT A L'ACADÉMIE SUR CE MÉMOIRE.

PARIS,

CHEZ LABÉ, LIBRAIRE DE LA FACULTÉ DE MÉDECINE,

Place de l'Ecole de médecine, n° 4.

1858

ACADÉMIE IMPÉRIALE DE MÉDECINE DE FRANCE.

(Séance du 22 janvier 1856.)

EXTRAIT DU RAPPORT

FAIT PAR M. JOLLY, AU NOM D'UNE COMMISSION,

SUR UN

TRAVAIL DE M. LE DOCTEUR MICHÉA,

ayant pour titre:

DE L'APPLICATION DES PRINCIPES ACTIFS
DE LA VALÉRIANE ET DE LA BELLADONE DANS LE TRAITEMENT
DE QUELQUES AFFECTIONS CONVULSIVES.

DU RAPPORT A L'ACADÉMIE DE MÉDECINE.

Messieurs,

Nous ne sommes pas encore loin d'une époque où la médecine déclinait facilement sa compétence devant certaines maladies convulsives où, faute de lumières capables de la conduire à des sources rationnelles de traitement, elle allait puiser aveuglement ses remèdes dans les eaux courantes de l'empirisme ou dans les recettes banales de la superstition et du mysticisme.

Mieux comprise aujourd'hui qu'elle s'éclaire tout à la fois des lumières de l'observation clinique, de l'anatomie et de la physiologie pathologiques, si la thérapeutique des maladies convulsives n'a pas à répudier tout l'héritage d'expérience qu'elle doit aux siècles passés, elle peut du moins en raisonner la valeur d'application ou d'opportunité, en calculer, en prévoir les effets curatifs. Elle peut, à l'aide du triple flambeau qui la guide, déterminer la limite de sa puissance ou le degré de curabilité du mal qu'elle est appelée à combattre.

Mais ce qu'il faut pourtant bien reconnaître à ce sujet, c'est qu'en pathologie nerveuse, ce ne sont pas les maladies dont l'anatomie pathologique nous révèle l'existence, ou dont elle constate une étiologie toute matérielle, qui offrent le plus de relief dans leurs symptômes et le plus de prise à nos moyens thérapeutiques. Loin de là, et quelque étrange et inexplicable que puisse paraître le fait, il est d'expérience assez générale que les grands phénomènes morbides d'innervation sont d'autant plus violents qu'ils s'accomplissent en dehors ou en l'absence de toute lésion anatomique appréciable ; de même qu'ils sont d'autant plus accessibles à nos moyens de traitement que, dans leur violence même, ils constatent davantage une étiologie purement dynamique. Au besoin, les exemples ne manqueraient pas pour justifier le fait, et il nous suffirait de citer les cas d'hystérie, de catalepsie, d'éclampsie, d'épilepsie, dont les caractères anatomiques ont dû échapper jusqu'à ce jour à toute espèce d'investigation.

Mais ce qu'il faut bien encore reconnaître comme fait d'observation également acquis à la pathologie et à la thérapeutique des maladies nerveuses en général et des affections convulsives en particulier, c'est que les mêmes actes d'innervation, quoique mis en exercice par une seule et même puissance qui les tient sous une commune dépendance, ne s'accomplissent pourtant pas d'une manière simultanée, pas plus dans l'état pathologique que dans l'ordre physiologique, et ce seul fait, à défaut d'autres preuves d'expérimentation, suffirait déjà pour constater, *a priori*, la diversité d'appareils nerveux affectés à l'exercice du sentiment et du mouvement ; car de même que le sentiment, le mouvement et l'entendement ne s'opèrent qu'en vertu de la loi particulière qui les régit, de même aussi la douleur, la convulsion et le délire, qui les représentent dans l'état pathologique, semblent s'exclure comme par une loi d'incomptabilité ou même de véritable antagonisme. Jamais, en effet, on ne voit apparaître coïncidemment ni s'exercer simultanément la douleur, la convulsion ou le délire ; jamais la thérapeutique n'a besoin d'intervenir pour combattre en même temps ces trois chefs d'accidents nerveux ; et, pour citer encore les exemples, l'état convulsif fait taire immédiadiatement la douleur, comme la douleur emporte avec elle l'état convulsif, comme le délire anéantit la douleur ; et l'on peut toujours se demander ce que devient l'atroce souffrance qui précède le tétanos, quand arrive la contracture tétanique ; ce que devient la sensation quelquefois si vive de *l'aura epileptica*, quand éclate l'attaque convulsive de l'épilepsie ; ce que devient aussi la sensibilité générale, la sensibilité tactile, pendant les attaques convulsives de l'éclampsie, de la catalepsie, de l'épilepsie, dans tout état spasmodique où le degré d'anesthésie répond toujours à la violence même de la contraction musculaire.

On sait également que toutes les formes d'exaltation maniaque, aussi bien que le délire produit par l'usage du hachisch, par l'effet de l'inhalation de l'éther ou du chloroforme, par la simple ébriété alcoolique, ont encore pour effet constant d'affaiblir, de suspendre la sensibilité générale, et ce n'était point une vaine *consolation* qu'un ancien chirurgien de l'Hôtel-Dieu de Paris donnait à ses malades, quand, pour leur épargner les angoisses de la douleur, il prenait soin de les enivrer avant de les opérer ; et, à ce sujet, on sait tout ce que l'instinct nous inspire pour nous enlever aux atteintes de la douleur ou de la convulsion ; on sait que tel individu actuellement aux prises avec une névralgie violente, par exemple, se meut et s'agite automatiquement, se contracte et se convulse, pour ainsi dire, comme pour distraire le principe physiologique de sa douleur et le solliciter à l'exercice du mouvement. C'est encore sous l'inspiration du même instinct que, dans le cas de convulsion partielle, de simples crampes, nous cherchons, par des frictions pratiquées sur le membre affecté, à rappeler sur l'appareil du sentiment le principe d'innervation qui s'en est détourné pour opérer l'acte convulsif.

Tous ces faits de simple observation physiologique ou pathologique ont aussi leur intérêt pratique ou d'application. Ils révèlent à la thérapeutique autant de véritables enseignements capables de guider le praticien dans la voie si obscure et si difficile du traitement des maladies nerveuses. Ce qu'ils nous apprennent d'ailleurs est souvent justifié par les résultats mêmes de l'expérimentation clinique ; et c'est ainsi que parmi les substances médicamenteuses que la thérapeutique peut opposer à certains troubles de l'innervation, il en est qui agissent manifestement et d'une manière toute spéciale sur l'appareil nerveux du sentiment, tels que l'opium, la jusquiame, tous les narcotiques en général; d'autres qui agissent sur l'appareil nerveux du mouvement, tels que la noix vomique, la strychnine, etc., d'autres enfin qui exercent une action presque exclusive sur l'appareil nerveux de perception, tels que le hachisch, les alcools, les éthers, toutes les substances diffusibles. On sait que, dès l'an 1824, M. Flourens avait déjà cherché à déterminer, par voie d'expérimentation physiologique, l'impressionnabilité élective de certaines parties des centres nerveux pour telles substances médimenteuses, et il y aurait peut-être lieu de regretter que le savant physiologiste n'eût pas poursuivi ses recherches à ce sujet, si la simple observation clinique n'avait dû se charger d'éclairer la pratique plus sûrement encore que ne pourrait le faire l'expérimentation physiologique.

Si nous avons bien compris le travail de M. Michéa, il nous semble avoir été inspiré par les données de la physiologie pathologique autant que par les résultats de l'expérimentation clinique. Il tend, en effet, à justifier le grand principe de la spécificité d'action de certains agents thérapeutiques, et à édifier par des applications nouvelles l'un des points les plus importants de la pratique dans le traitement spécial des maladies convulsives. Son mémoire a pour objet l'application des principes actifs de la valériane et de la belladone au traitement des affections convulsives, notamment de l'épilepsie, de l'éclampsie, de l'hystérie, de la chorée, de l'asthme essentiel ou spasmodique et de la coqueluche.

. . . .

C'est dans le but de mettre la matière médicale à l'abri des infidélités qui peuvent naître des diverses préparations de la valériane et de la belladone, c'est afin de donner à deux agents si puissants de la médication antispasmodique une base plus fixe dans sa composition, plus certaine dans ses effets, que M. Michéa propose de substituer leurs principes actifs à l'usage en substance des plantes qui les recèlent. L'emploi combiné de l'acide valérianique et de l'atropine, sous forme de sel, n'est pas seulement justifié *à priori* par l'heureuse combinaison de produits analogues que la chimie organique a su introduire dans la thérapeutique, il a aussi pour lui des résultats d'application obtenus par l'auteur et par d'autres praticiens qui ont eu recours à cette nouvelle préparation.

. . . .

Les affections nerveuses contre lesquelles ce nouveau sel a été employé plus spécialement, sont celles que caractérise la contraction morbide de la fibre musculaire, c'est-à-dire l'épilepsie, l'hystérie, la chorée, l'asthme essentiel on spasmodique et la coqueluche. Mais l'épilepsie, qui semble traduire au plus haut degré cette exagération morbide de la puissance de contraction musculaire, et qui est encore l'un des plus tristes écueils de notre art, l'épilepsie devait être aussi le premier objet de l'attention de l'auteur dans l'application de ce moyen.

. . . .

Il faudra lire dans le mémoire même de M. Michéa tous les détails intéressants de ces faits que nous ne pouvions qu'énoncer ici, en raison de leurs trop longs développements, mais qui, en raison aussi de leur importance pratique, ne pouvaient passer sous les yeux de la commission sans être de sa part l'objet d'un examen sérieux.

. . . .

Peut-on dire que les exemples cités de prétendue guérison ne sont que l'heureux fruit de la nature médicatrice plutôt que l'effet de l'art ? car telle a été la désespérante conclusion portée sur le traitement de l'épilepsie par un scepticisme contre lequel protestent également et heureusement la raison et l'expérience.

Et d'abord, pour être en droit de dire que l'épilepsie est de sa nature absolument incurable, il faudrait, ce semble, connaître la nature même de l'épilepsie ; il faudrait être mieux édifié que nous ne le sommes sur la cause intime ou directe qui la produit ; mais au besoin, l'expérience viendrait facilement faire appel de l'injuste sentence d'incurabilité de l'épilepsie. Il y a des guérisons spontanées, cela n'est pas douteux, et il y aurait autant d'orgueil à notre art de nier le fait qu'il y aurait d'injustice à lui refuser toute participation à ces cas de guérison où la nature aurait pu se suffire à elle seule. Reconnaître d'ailleurs qu'il y a des guérisons spontanées de l'épilepsie, c'est-à-dire des guérisons dues aux seules modifications que peuvent apporter dans l'organisme les progrès de l'âge, l'évolution des organes et toutes les révolutions physiologiques qui en sont inséparables, ce n'est pas seulement reconnaître qu'il y a des épilepsies essentielles ou de cause purement dynamique, mais aussi des épilepsies où la médecine peut intervenir avec plus ou moins de succès dans l'accomplissement même des tendances et des efforts médicateurs de l'organisme ; c'est faire à l'hygiène, à la thérapeutique elle-même, une belle part dans la mission qu'elles sont appelées à remplir dans le traitement de l'épilepsie. C'est encore ce que M. Michéa a parfaitement compris, en attribuant une juste part aux circonstances d'étiologie, d'âge, de sexe, de constitution des malades dans le succès du traitement.

De pareils résultats confirment donc assez la triste expérience déjà acquise de l'incurabilité de certaines espèces, de certaines formes d'épilepsie ; mais ils prouvent aussi que la maladie n'est pas de sa nature essentiellement et nécessairement incurable, que les divers modes de composition, de préparation et d'administration des agents médicamenteux appliqués dans des conditions favorables de curabilité, ne peuvent être indifférents aux succès des traitements.

. . . .

Il est permis de penser que le valérianate d'atropine mérite une juste préférence sur beaucoup d'autres substances antispasmodiques, spécialement préconisées contre les maladies convulsives ; qu'il doit être préféré à la valériane et à la belladone, dont il s'assure les principes actifs, en raison de la fixité même de ces principes, de la facilité de les doser, et de la sûreté de leurs effets pharmacologiques ; que les faits d'observation qui leur donnent déjà un témoignage favorable d'expérience, méritent surtout d'être pris en considération. En conséquence, nous proposons à l'Académie de renvoyer le travail de M. Michéa au Comité du publication, d'adresser des remercîments à l'auteur, et de l'engager à poursuivre ses intéressantes recherches sur ce qui en fait le sujet.

— Les conclusions du rapport sont mises aux voix et adoptées par l'Académie.

(Bulletin de l'Académie impériale de médecine, tome **XXI**, *page 353.)*

DU PRONOSTIC DE L'ÉPILEPSIE

ET DU TRAITEMENT DE CETTE MALADIE

à l'aide du Valérianate d'atropine,

PAR

LE DOCTEUR MICHÉA,

Directeur d'un Etablissement particulier d'Aliénés et d'Epileptiques à Paris.

I. Pronostic.

On a beaucoup disputé jadis et on dispute encore aujour-
d'hui sur le pronostic de l'épilepsie. Dans le siècle dernier,
deux praticiens Suédois, Odhelius et Greding, ont agité avec
talent cette question importante, qui a été tranchée par eux
de la façon la plus contradictoire. Sur quatorze épileptiques
en traitement à l'hôpital de Stockholm, Odhelius affirmait
avoir obtenu la guérison chez huit, c'est-à-dire chez un peu
plus de moitié, tandis que, sur vingt-huit soumis au même
agent médicamenteux à l'hôpital de Waldheim, Greding assu-
rait n'en avoir guéri que deux.

Ce dernier praticien contestait la réalité des guérisons obte-
nues par Odhelius en disant qu'une partie des malades étant
sortis trop tôt de l'hôpital, rien ne donnait la certitude que
leur guérison fût radicale (Ludwig, *Advers. Médic. pract.*,
Leips., 1778, tom. 1, p. 259). De son côté, Odhelius ne man-
quait pas de bonnes raisons pour expliquer les insuccès de son
confrère. La plupart des vingt-huit épileptiques de Greding
n'offraient plus en effet aucune chance de guérison, car le

début de la maladie remontait, dans la majorité des cas, à une époque déjà fort éloignée, et dans près de moitié de ces cas les attaques n'étaient plus simples. Sur ces **28** épileptiques, l'affection ne datait que d'un an chez deux seulement; elle datait de trois à cinq ans chez **5**; de cinq à dix ans chez **9**; de dix à quinze ans chez **12**; de quinze à vingt ans chez **4**; de vingt à trente ans chez **9**; enfin chez **11** sujets, il y avait complication d'aliénation mentale (*Mém. de l'Acad. de Stockholm*, tom. XI, p. 313).

Dans notre siècle, en France, la plupart des auteurs qui se sont occupés de l'épilepsie en ont porté un pronostic presque entièrement désespéré. Esquirol est de tous ces auteurs celui qui a le plus contribué à rendre la génération médicale actuelle très pessimiste à cet égard. N'ayant pu obtenir aucune guérison radicale sur trois cent trente-neuf sujets chez lesquels il avait essayé les médications les plus vantées, voire même jusqu'aux remèdes secrets, il en concluait que cette guérison radicale était impossible, ou tout au moins devait être regardée comme une exception extrêmement rare.

Le même pessimisme était professé par Georget, et se trouve encore partagé aujourd'hui par tous les médecins chargés du service des épileptiques dans les hospices du département de la Seine : MM. Lélut, Moreau (de Tours), Delasiauve, etc.

Le jugement de ces hommes, si honorables et si compétents d'ailleurs, doit-il être envisagé comme sans appel? Les chances de guérison définitive de l'épilepsie sont-elles aussi restreintes, aussi insignifiantes, aussi équivoques qu'ils le prétendent? C'est une question que M. Herpin (de Genève) a agitée naguère, et que je crois utile de poser de nouveau.

J'expliquerai tout à l'heure pourquoi les médecins d'hospices ont exagéré à leur insu la gravité du pronostic de l'affection dont il s'agit. Pour le moment, qu'il me suffise de dire que quand des hommes tels que Boërhaave, Tissot, Odhélius,

M. Foville, Joseph Frank et beaucoup d'autres excellents obser-
vateurs des siècles passés ou du siècle actuel, soutiennent
avoir guéri radicalement un certain nombre d'épileptiques,
leur témoignage ne doit pas être plus suspect que celui
d'Esquirol, de Georget, de M. Lélut, de M. Moreau, de
M. Delasiauve.

Qu'on croie la maladie guérie quand elle est simplement
suspendue pendant un intervalle qui varie entre quelques mois
et une année ou deux, c'est une erreur qu'il est possible de
commettre; mais certains auteurs sont évidemment prévenus
quand ils avancent que des attaques qui disparaissent pour se
reproduire au bout de dix ou même de quinze ans ne suffisent
pas à démontrer la réalité d'une cure définitive. Quoi! l'on
admet sans peine la guérison d'une pneumonie ou d'un rhu-
matisme articulaire aigu, malgré la tendance qu'ont ces maladies à se manifester de nouveau au bout d'intervalles assez
courts, et l'on exigerait que des rechutes n'eussent jamais
lieu dans l'épilepsie pour être certain que cette affection est
bien guérie et non simplement suspendue! En vérité, c'est se
montrer bien sévère! Et puis, quelle explication pitoyable que
celle d'Esquirol, qui attribue la suspension des attaques moins
à l'action des médicaments qu'à l'effet de la confiance en
vertu de laquelle le malade se détermine à consulter un nouveau médecin! Autant vaudrait dire que c'est moins le quin-
quina que l'influence de l'imagination, qui guérit les fièvres
intermittentes, parce que dans certains cas on a pu faire
cesser ces fièvres à l'aide de paroles mystérieuses. Lorsqu'un
antispasmodique puissant, lorsque le valérianate d'atropine,
par exemple, fait cesser ou amoindrit au bout de très-peu de
temps des attaques quotidiennes chez des enfants très-jeunes
ou chez des malades qui ignorent être épileptiques, est-il
rationnel, est-il équitable d'attribuer ce bénéfice à une cause
exclusivement morale?

Quant aux explications de M. Delasiauve, qui prétend que beaucoup de malades qu'on croit guéris ne le sont point, soit qu'ils n'aient pas la conscience de leurs attaques très-affaiblies, soit que, par pudeur, par amour-propre, par crainte de passer pour épileptiques, eux ou leur famille se persuadent et cherchent à persuader les autres que le mal a complétement cédé, lorsque, en réalité, il n'a fait que subir une amélioration; quant à ces explications, dis-je, ce sont autant de sophismes. On comprend fort bien que la famille d'un épileptique ne dise pas toute la vérité aux gens du monde, aux indifférents; mais qu'elle trompe le médecin consulté sous le sceau du secret, cela n'est guère vraisemblable.

Usons du doute philosophique, mais n'en abusons pas. La prévention contre la thérapeutique peut fausser le jugement du médecin dans les questions de pronostic, comme la présomption d'incurabilité peut nuire aux malades, en portant le praticien à négliger l'emploi persévérant et régulier des médications appropriées.

On ne saurait, en effet, assez blâmer la conduite des médecins qui abandonnent les épileptiques, ou du moins qui chez eux cessent trop tôt l'emploi des médicaments. La médecine n'est pas simplement l'histoire naturelle de l'homme à l'état de souffrance : son but suprême, c'est la guérison des maladies; quand elle ne l'obtient pas, elle doit sans cesse y tendre. Le public interprète d'ailleurs toujours mal les motifs invoqués par l'homme de l'art pour expliquer son découragement. Loin de lui savoir gré de ce sentiment, il lui en fait presque un reproche.

Moins de charlatans épuiseraient effrontément la bourse des malades si beaucoup de médecins ne se montraient pas encore trop sceptiques à l'endroit de la puissance des remèdes, trop indifférents vis-à-vis du progrès de la thérapeutique.

C'est surtout vis-à-vis du pronostic porté par les auteurs,

quelle raison ! disait lui-même cet auteur. Suivant Georget et M. Delasiauve, à Bicêtre, un tiers des enfants épileptiques sont idiots.

Il est évident qu'en opérant sur des cas semblables la statistique fausse le pronostic général de l'épilepsie. Pour rétablir la vérité, pour ne pas exagérer les chances défavorables à la guérison, il faut surtout tenir compte des cas d'épilepsie sans complication, ou du moins encore assez récents pour n'avoir produit ni trouble ou affaiblissement trop marqué de l'intelligence, ni aucune des lésions organiques consécutives aux attaques de cette maladie.

On peut encore invoquer d'autres raisons pour expliquer le pronostic trop décourageant établi par les médecins d'hospices. En effet, dans les hospices, quand il s'agit d'affections chroniques, le médecin n'est presque jamais sûr que le traitement prescrit par lui a été fidèlement exécuté. Combien de malades, soit par incurie, soit par tout autre motif, prennent incomplètement et même souvent ne prennent pas du tout les médicaments qu'on leur conseille ! Sous ce dernier rapport comme sous les autres, l'expérimentation en ville a un immense avantage. Si cette assertion avait besoin de preuves, je pourrais, à la rigueur, comparer la statistique de M. le professeur Trousseau avec celle de M. Delasiauve, car, tandis qu'à Bicêtre ce dernier médecin ne signale qu'un *seul cas* de guérison sur les nombreux épileptiques auxquels il a administré la belladone, M. le professeur Trousseau, sur cent cinquante épileptiques traités depuis douze ans dans sa clientèle privée, tant à Paris que dans les départements, en a guéri *vingt*, c'est-à-dire à peu près *un* sur *sept*.

Pour traiter convenablement du pronostic de l'épilepsie, on ne doit pas, comme l'ont fait beaucoup d'auteurs, l'enfermer dans un cercle trop général ; il faut, au contraire, envisager les présomptions de succès ou d'incurabilité dans chacune des espèces bien établies de cette affection.

Si tout le monde est d'accord pour admettre une épilepsie *idiopathique, directe,* c'est-à-dire ayant son point de départ dans les centres nerveux, et une épilepsie dont l'origine, sinon le siége, est ailleurs, et qu'on nomme *sympathique* ou *réflexe,* il n'en est pas de même à l'égard non plus des genres, mais des espèces, que les uns restreignent trop et que les autres multiplient outre mesure.

Les seules espèces bien établies sont, relativement au premier genre : 1° l'épilepsie *organique ;* 2° l'épilepsie *nerveuse* ou *dynamique ;* et parmi les espèces du second genre : 1° l'épilepsie *vermineuse ;* 2° l'épilepsie *dentaire ;* 3° l'épilepsie des *femmes enceintes* (1) ; 4° l'épilepsie *utérine,* étudiée jadis par Sennert, et de nos jours déterminée avec beaucoup de soin par un des médecins les plus distingués des hôpitaux de Paris, M. Marotte.

Bien que l'épilepsie *sympathique* ou *réflexe* survive parfois aux irritations qui lui ont donné naissance, il n'est pas moins vrai, comme l'avait déjà dit Boërhaave, qu'elle cède plus facilement que l'épilepsie du premier genre.

Relativement à l'épilepsie *idiopathique* ou *directe,* il est plus important encore de bien spécifier les espèces et les variétés ; car c'est pour avoir considéré ce genre d'épilepsie d'une manière trop vague qu'on en a exagéré les chances d'incurabilité.

Et d'abord, il faut soigneusement distinguer, au point de

____

(1) Nous voulons parler du vertige épileptique qui n'est pas très-rare pendant les quatre premiers mois de la grossesse, et non pas de l'éclampsie qui se manifeste pendant ou après le travail ; bien, que Cullen, Tissot et Pinel ne distinguent pas l'éclampsie des femmes en couches de l'épilepsie véritable.

vue du pronostic, l'épilepsie *organique*, comme l'appelait Odier, de l'épilepsie simplement *nerveuse* ou *dynamique*.

L'épilepsie qui a pour point de départ une lésion appréciable dans les centres nerveux, ou tout au moins qui a dans ces centres une cause matérielle, cette épilepsie, quoique plus grave que l'épilepsie simplement nerveuse, n'est pas absolument au-dessus des resources de l'art. Sans doute il faut désespérer de la guérison des attaques convulsives quand elles sont produites par des lésions qui altèrent aussi profondément et d'une manière aussi permanente le tissu encéphalo-rachidien que des acéphalocystes, des foyers hémorrhagiques, des plaques ostéo-calcaires, des tumeurs fongueuses, des tubercules, etc., etc.; seulement l'épilepsie primitivement produite par ces lésions est beaucoup plus rare qu'on ne croit, et dans la plupart des cas les désordres qu'on rencontre à l'ouverture des cadavres ne sont que de simples résultats d'attaques anciennes et fréquentes. D'ailleurs l'épilepsie organique comporte deux variétés qui offrent des chances de guérison incontestables; je veux parler de l'épilepsie *syphilitique* et de l'épilepsie *saturnine*.

Cullerier disait avoir triomphé dans plusieurs cas, à l'aide du sublimé corrosif et des frictions mercurielles, d'épilepsies syphilitiques, que je range parmi les variétés de l'épilepsie *organique*, parce que leurs causes occasionnelles les plus ordinaires sont des exostoses de la table interne des os du crâne, qui compriment plus ou moins l'encéphale. Cyrillo et Joseph Frank disent, de leur côté, qu'on guérit facilement le mal caduc vénérien.

L'épilepsie *saturnine*, que je rattache aussi à l'épilepsie *organique*, n'est pas aussi désespérée que le croyait Miquel. Cet auteur se trompait en affirmant qu'elle était constamment mortelle et qu'il ne fallait pas s'abuser sur son issue fatale, en dépit de la suspension des accès. Sur quarante-trois malades observés par M. Tanquerel des Planches, trente-deu x, c'est-à-dire un peu moins des deux tiers, ont guér i .

Quant à l'épilepsie *nerveuse* ou *dynamique*, elle ren— ferme aussi deux variétés : l'épilepsie *héréditaire* et l'épi— lepsie *acquise* importantes à distinguer.

Quelle que soit la gravité de l'épilepsie héréditaire, il est faux de prétendre avec Sennert et Boërhaave qu'elle soit tou— jours et absolument incurable. La science possède des faits contraires à cette assertion. Zacutus Lusitanus rapporte le cas d'une jeune fille qui tenait la maladie de son père (*Praxis admirab.*, lib. 1, obs. 36), et Poterius celui d'une autre jeune fille de douze ans dont l'épilepsie lui avait aussi été transm is e par le père (*Curat.*, cent. 11, n° 47). Or, dans ces deux cas , la guérison fut obtenue.

L'épilepsie nerveuse *acquise* a moins de chances contraire s à la guérison que l'épilepsie héréditaire, et elle en a beaucoup de favorables si la maladie se développe dans l'enfance ou la jeunesse, et si les accès sont éloignés, courts et peu intenses .

L'âge importe beaucoup à considérer dans la question du pronostic du mal caduc. Presque tous les auteurs classiques conviennent que l'épilepsie des jeunes sujets est moins rebelle que celle des adultes ou des vieillards. Non seulement Sennert et Boërhaave croyaient avec Hippocrate que l'épilepsie qui s e manifeste avant l'âge de la puberté est celle dont il est le plu s facile de triompher ; mais ils pensaient encore qu'il ne fallait jamais désespérer complétement de la guérison des malades qui n'avaient pas dépassé la vingtième année. Ces assertions, conformes sur tous les points aux conclusions tirées des faits nom - breux de ma pratique, viennent servir d'argument aux auteur s qui, comme nous, cherchent à prouver que les médecins de c e siècle ont beaucoup trop restreint les chances de guérison de l'épilepsie. En effet, puisque la méthode numérique démontr e que cette maladie est plus fréquente dans l'enfance et la jeunesse que dans l'âge adulte et la vieillesse (1), il est évident que la statistique tend elle-même à venir réduire les chances défavorables à la guérison de cette maladie.

Mais si l'épilepsie des adultes est plus grave que l'épilepsie des enfants et des adolescents, on ne doit pas la regarder pourtant comme tout à fait incurable. Joseph Frank assure avoir guéri sans trop de difficulté des cas de mal caduc survenu entre la trentième et la quarantième année (*Pathologie interne*, trad.franç. p.362). Nicolas Florentinus et Trincavelli ont triomphé d'attaques ayant débuté entre quarante et cinquante ans.

Le début plus ou moins éloigné de l'affection, le degré de ses symptômes, l'intervalle plus ou moins long des paroxysmes, la simplicité ou l'état de complication de ces derniers, fournissent aussi des lumières au pronostic de l'épilepsie.

Bien que Boërhaave ait dit que les épilepsies les plus rebelles sont celles dont les accès sont séparés par de plus grands intervalles, cette opinion doit être acceptée avec réserve,

(1) Sur soixante-six cas observés à Charenton, M. Calmeil mentionne l'apparition de la maladie dix-huit fois de la naissance à cinq ans ; onze fois de cinq ans à dix ans ; un même nombre de fois de quinze à vingt ; cinq fois de vingt à vingt-cinq ; quatre fois de vingt-cinq à trente ; une fois de trente à trente-cinq ; deux fois de trente-cinq à quarante ; une fois de quarante à quarante-cinq ; deux fois de quarante-cinq à cinquante ; une fois de cinquante à cinquante-cinq ; une fois au delà de soixante.

Dans le tableau de Leuret, sauf les très-jeunes enfants qu'on ne reçoit pas à Bicêtre, l'âge qui a le plus fourni de malades est celui de dix à quatorze ans. Sur cent six épileptiques, vingt-quatre ont été pris de leur première attaque à cet âge. Les années suivantes, jusqu'à vingt-quatre ans, le chiffre est un peu moins élevé, et après cette dernière époque de la vie il est de plus en plus restreint. Dans la statistique de M. Delasiauve, qui a sur celle de Leuret l'avantage de porter sur tous les âges et de n'opérer que sur les entrants, l'âge le plus chargé est celui de dix à vingt ans ; ensuite vient celui de vingt à trente.

attendu que la loi de l'habitude exerce la plus profonde influence sur la maladie dont il s'agit, et que plus une attaque se répète souvent, plus elle a de tendance à se renouveler indéfiniment, à se perpétuer chez le malade. D'ailleurs plus les paroxysmes sont fréquents, principalement quand ils offrent une grande violence, plus ils favorisent les congestions cérébrales, les hémorrhagies et toutes les autres complications qui rendent l'épilepsie incurable. Par contre, plus l'épilepsie est récente, plus le nombre de ses accès est restreint, plus elle a, par cela même, de chances de guérison. Cependant la longue durée du mal n'est point un obstacle invincible.

Il serait erroné de croire que les paroxysmes les plus violents sont toujours les plus graves. Les accès les plus légers, le vertige et même la simple *absence*, sont quelquefois plus difficiles à guérir que les convulsions générales avec chute et cri initial.

Les épilepsies les plus tenaces, les épilepsies incurables à proprement parler sont celles qui primitivement sont accompagnées d'idiotie, ou qui consécutivement, c'est-à-dire par le fait de congestions ou d'hémorrhagies cérébrales répétées, coïncident avec un trouble marqué de l'intelligence, avant ou après les attaques : manie, fureur, démence, etc.

En résumé, l'immense majorité des auteurs contemporains, classiques ou autres, exagèrent les chances d'incurabilité de l'épilepsie. Les chances de guérison sont plus nombreuses qu'on ne croit quand on étudie le pronostic de cette maladie, non pas d'une manière vague et générale, comme on la fait jusqu'à présent, mais lorsqu'on l'examine au point de vue des âges, et lorsqu'on analyse l'épilepsie dans chacun de ses genres, dans chacune de ses espèces, dans chacune de ses variétés.

La statistique peut conduire à beaucoup d'erreurs si ses résultats ne sont pas basés sur tous les éléments d'une question. Malheureusement le pronostic de l'épilepsie n'a guère été étudié

numériquement que par des médecins d'hospices, et leurs
tableaux, dressés sur d'assez vastes échelles, devaient natu-
rellement inspirer beaucoup de confiance. Or, s'il est démontré,
et ce sont Esquirol, Georget et M. Delasiauve qui le disent
eux-mêmes, s'il est démontré que les épilepsies qu'on observe
à la Salpétrière ou à Bicêtre sont compliquées d'idiotie dans
un tiers des cas, ou d'aliénation mentale dans les quatre cin-
quièmes, il est évident que ces auteurs, expérimentant sur les
cas les plus graves, ont dû logiquement arriver à établir un
pronostic de désespoir.

II. Traitement.

En même temps qu'on doit obéir aux diverses in dications
rationnelles du genre et de l'espèce d'épilepsie qu'on a à traiter, il faut mettre en usage les moyens qui passent, à tort ou
à raison, pour jouir d'une vertu plus ou moins spécifique. Or,
parmi les nombreux anti-épileptiques tour à tour préconisés
et tombés en désuétude, la belladone, employée pour la première fois par Greding dans le siècle dernier, et réhabilitée
par M. Debreyne dans le nôtre, est non-seulement celui qui
jouit de la valeur la plus réelle en médecine clinique, mais en
core le seul médicament dont le mode d'action ne soit pas
empirique. S'il est vrai, en effet, comme le croit Marshall-
Hall, et comme nombre d'observations le témoignent, que la
contraction des muscles de la partie antérieure du cou joue
un très grand rôle dans la genèse des symptômes de l'épilepsie ; qu'elle est le point de départ des convulsions générales (1), cette solanée, dont l'action élective sur les mus-

(1) Pour Marshall-Hall, l'épilepsie consiste dans une surexcitation médiate ou immédiate, centrique ou réflexe, de la moelle
allongée, dont l'effet initial est la contraction convulsive d'une

cles du pharynx est aussi incontestable que son influence sur l'iris; cette solanée, dis-je, doit être le meilleur anti-épileptique, attendu que, en thérapeutique générale, comme le disent MM. Trousseau et Pidoux : «Pour être spé-« cifique et direct, un médicament doit agir là où agit la ma-« ladie, soit qu'il détermine des symptômes d'apparence sem-« blable, soit qu'il y détermine des symptômes d'apparence « dissemblable. » (*Traité de matière médic. et de thérap. ; 4°* édit., p. 76, tom. i.)

Toutefois, il est impossible, en matière médicale, de compter sur l'égalité, voire même sur la certitude d'action de la belladone, quand on se borne à l'administrer en substance. Il est bien démontré actuellement que toutes ses préparations

classe spéciale de muscles. De même que le premier symptôme du tétanos est le spasme de certains muscles de la partie postérieure du cou et de la mâchoire inférieure, de même le premier symptôme de l'épilepsie consiste dans une contraction spasmodique des muscles occupant les parties antérieures du cou. Le spasme occupe d'abord les muscles du gosier, puis s'étend plus ou moins rapidement aux muscles du larynx. Une conséquence de cette contraction des muscles de la partie antérieure du cou, ce que Marshall-Hall appelle le troisième anneau de la chaîne des phénomènes, est la compression de la jugulaire interne et des autres veines importantes de cette région, d'où la congestion de toutes les parties dont ces veines reçoivent le sang, et particulièrement du cerveau.

Il y a des épileptiques qui se plaignent seulement de sensations d'étranglement au niveau du cou ou du larynx, quelquefois avec vertiges ou étourdissements, quelquefois avec contractions évidentes des muscles : c'est l'épilepsie *trachélienne* (de τραχηλος le cou).

Quand du cou, les effets spasmodiques s'étendent au larynx, c'est l'épilepsie *laryngienne*, qui correspond au *haut-mal*, comme l'épilepsie trachélienne correspond au *petit-mal*.

(*Aperçu du système spinal ou de la série des actions réflexes dans leurs applications à la physiologie à la pathologie et spécialement à l'épilepsie*, 1 vol. in-12. *en français*, Paris. 1855.)

extraits et poudre , peuvent éprouver, indépendamment des modifications de quantité, des modificationsde qualité , qui dénaturent complétement leur principe actif(1).

(1) M. Norbert Gille a soumis à la Société de Pharmacie de Bruxelles un travail plein d'intérêt sur le genre d'altération que peuvent subir les feuilles de belladone. Ayant expérimenté sur des feuilles récemment récoltées, séchées par lui avec soin, et qu'il avait placées dans un flacon bouché faisant partie de la collection de matière médicale de l'Ecole vétérinaire de Cureghem, il s'aperçut que, quoique bien sèches d'abord, elles ne tardaient pas à reprendre de l'humidité quand l'état hygrométrique de l'atmosphère et du flacon le permettait. Il constata que cette humidité produisait une odeur mixte de moisi et d'ammoniaque, qu'un papier de tournesol rougi par un acide, humecté et suspendu dans l'intérieur du flacon, reprenait rapidement sa couleur bleue ; qu'un corps imbibé ou humecté d'acide chlorhydrique, placé dans l'ouverture, produisait d'abondantes vapeurs blanches, toutes choses de nature à faire admettre l'existence d'émanations ammoniacales.

D'où provenait l'ammoniaque ainsi développée ? Evidemment de l'azote que renfermait le principe actif des feuilles, l'atropine, car cet alcaloïde se convertit facilement en ammoniaque et en une autre base très-soluble dans l'eau, l'atropine de Berzélius. lorsqu'il se trouve placé dans des conditions analogues.

Ainsi, suivant M. Norbert Gille, les feuilles sèches de belladone renfermées dans un flacon, s'y putréfient à la manière des autres substances organiques, et leur principe actif, l'atropine, se convertit en ammoniaque. Ce changement explique l'infidélité que de Lens reproche aux feuilles et à l'extrait de cette plante.

Cette expérience, plusieurs fois répétée, conduisait l'auteur à supposer qu'un changement analogue, la conversion de l'atropine en ammoniaque, devait se produire parmi les feuilles de belladone renfermées dans des vases non clos, survenir pendant la dessiccation de ces feuilles, lorsque cette opération se fait trop lentement, quand le lieu n'a pas été bien choisi, quand on n'a pas eu le soin d'éviter l'encombrement. Or, d'autres expériences lui ont démontré que son hypothèse était fondée.

Il y avait un moyen bien facile d'obvier aux inconvénients de la belladone administrée en substance : c'était de la remplacer par son principe actif. MM. Bouchardat et Baillarger sont les premiers médecins qui aient songé à administrer l'atropine contre l'épilepsie et d'autres maladies convulsives. Mais cet alcali végétal combiné à l'état salin avec l'acide valérianique est infiniment préférable (1), quoi qu'en dise M.

(1) Les premiers essais de combinaison de l'acide valérianique avec l'atropine furent effectués par nous dans le laboratoire de M. Pelouze, sous la surveillance et avec le concours d'un des élèves les plus distingués de cet habile chimiste, M. Regnoso Alvaro, actuellement professeur de chimie organique à l'Université de Madrid. Voici du reste ce que dit sur le valérianate d'atropine un chimiste Français, M. Miette, dans une note communiquée tout récemment à l'académie des sciences. «.... Afin de préparer le valérianate d'a-
« tropine dans le plus grand état de pureté possible, il faut,
« comme l'a fait du reste celui qui a obtenu le premier ce sel, M. Mi-
« chéa, recourir à la méthode dont s'est servi le prince Louis-Lu-
« cien Bonaparte pour préparer le valérianate de quinine.... con-
« trairement au valérianate de quinine, le valérianate d'atropine ne
« cristallise pas. Il se présente sous l'aspect d'un liquide sirupeux,
« d'un jaune clair, qui tourne à l'orange au contact de l'air. Il a l'o-
« deur fétide de l'acide valérianique. Il dévie très légèrement à gau-
« che la lumière polarisée : son pouvoir moléculaire rotatoire doit
« être évalué à — 11,807.
« Il est très soluble dans l'eau, et sa solution, neutre d'abord, s'a-
« cidifie en s'évaporant.
« L'infusion de noix de galle y produit un précipité beaucoup
« moins rapide et beaucoup moins abondant que celui qu'elle déter-
« mine dans la solution d'atropine. Le chlorure d'or y produit une
« couleur jaune citron sans précipité bien manifeste. La teinture
« d'iode n'y détermine pas de coloration brune.
« La solution aqueuse de valérianate d'atropine ne trouble pas le
« chlorure de baryum, mais elle précipite la solution aqueuse neutre
« de nitrate d'argent. Le précipité est soluble dans beaucoup d'eau,
« et il disparaît entièrement par l'addition de quelques gouttes d'a-
« cide azotique. Si l'on traite la solution aqueuse de valérianate d'a-

Bouchardat, qui prétend que l'atropine vaut le valérianate d'atropine.

Si l'expérimentation clinique ne m'avait pas complétement édifié à cet égard, la théorie seule suffirait à faire repousser cette assimilation. Sans doute, le valérianate d'atropine agit beaucoup par sa base salifiable; mais admettre que l'atropine puisse être indifféremment substituée à ce sel, c'est oublier la grande loi entrevue par Vallisnieri et formulée par Fordyce. En effet, on sait, en médecine pratique, qu'une combinaison de remèdes similaires ou analogues dans leur action sur l'économie (1) produit un résultat plus cer-

« tropine avec des acides minéraux, voire même les plus faibles, il « s'en échappe de l'acide valérianique très reconnaissable à son « odeur.» (*Comptes rendus de l'Académie des Sciences*, n° du 21 décembre 1857 page 1055).

(1) L'action de l'acide valérianique sur le système nerveux est facile à démontrer en physiologie expérimentale à l'aide des expériences suivantes instituées par nous et répétées toujours avec les mêmes résultats. On verse une goutte de cet acide dans une légère incision faite à la peau d'une grenouille. Celle-ci s'agite d'abord beaucoup, puis cesse peu à peu de sauter. Cependant, elle n'est pas le moins du monde engourdie ni gênée dans ses mouvements. Si au bout d'une heure on lui introduit quelques milligrammes de strychnine sous la peau, il survient des contractions légères, et trente-cinq minutes après le début des phénomènes spasmodiques, l'activité *réflexe* est abolie.

La grenouille, qu'aucun attouchement ne peut alors plus faire entrer en convulsion, vit encore, car le cœur continue de battre et la respiration est forte. Toutefois, la mort survient huit ou dix heures après la strychnisation; mais au lieu de succomber à l'état tétanique, la grenouille expire sans aucune rigidité musculaire. On obtient à peu près les mêmes résultats en strychnisant les grenouilles qu'on laisse plongées pendant une heure dans 125 grammes d'eau contenant quatre gouttes d'acide valérianique, pourvu que le vase, bien clos, ne permette pas à l'acide de se volatiliser. Ces expériences prouvent que, au degré près, l'acide valérianique tend à neutraliser les effets de la strychnine aussi bien que l'atropine elle-même.

tain, plus rapide et plus considérable qu'une dose équivalente d'une substance unique. Au dix-septième siècle, Diemerbroeck, en parlant de la thériaque d'Andromaque si estimée de Galien chez les anciens et si employée par Sydenham chez les modernes, Diemerbroeck avait bien dit que cette composition était efficace parce qu'elle réunissait des ingrédients égaux en propriétés ; mais il n'avait donné aucune preuve expérimentale à l'appui de son assertion. En 1711, un élève de Malpighi, Vallisnieri, professeur à l'université de Padoue, alla plus loin. S'étant assuré, au moyen d'expériences faites avec beaucoup de soin, qu'une once et demie de pulpe de casse équivalait, comme purgatif, à quatre onces de manne, il fut très surpris de s'apercevoir qu'il pouvait produire sur l'intestin un effet évacuant double en combinant une seule once de casse avec demi-once de manne. De son côté, Aïkin constata que 15 grains de jalap combinés avec 2 grains d'ipécacuanha purgent plus qu'une quantité double de jalap prise séparément. Mais là s'arrêtaient les observations, et il ne s'agissait nullement encore des médicaments étrangers à la classe des purgatifs, quand, vers la fin du siècle dernier, Fordyce, cherchant à généraliser les faits précédents, démontra que les résultats obtenus par Vallisnieri pouvaient s'appliquer aussi à la combinaison des médicaments des autres classes : narcotiques, antispasmodiques, etc.

Les faits suivants suffiront à démontrer, je l'espère, les avantages du valérianate d'atropine dans le traitement de l'épilepsie.

Obs. I. Mme G... a trente-deux ans, une constitution assez robuste et un tempérament nervoso-sanguin. Elle est issue d'une famille où il n'y a jamais eu d'épileptiques. Réglée à l'âge de quatorze ans et mariée à vingt-deux, elle n'avait jamais été malade jusqu'à cette dernière époque. Mère de quatre enfants, elle eut un premier accouchement assez laborieux, et le quatrième fut suivi d'une perte sanguine qui la retint au lit pendant six semaines.

Neuf mois après sa dernière couche, il y a environ quatre ans, elle fut saisie d'une violente frayeur à la vue d'un de ses enfants qui faillit être écrasé dans la rue sous les roues d'une voiture. Quinze jours après, à l'époque de ses règles, qui furent cette fois plus abondantes que de coutume, elle eut, au milieu de la nuit, une première attaque à laquelle elle et son mari ne firent pas grande attention, et qu'ils prirent pour un cau- chemar. Une seconde survint un mois après ; celle-ci se dé- clara au milieu du jour et ne laissa aucun doute aux yeux de la famille.

Depuis lors, les accès reviennent tous les mois, le plus ordi- nairement quand la malade vient d'avoir ses règles, et parfois tous les deux mois. Ils ont toujours lieu vers la fin de la nuit, à peu près quand le jour commence à paraître. La malade en est avertie par plusieurs signes précurseurs, qui précèdent l'attaque de quelques secondes : elle sent les muscles de son visage se roidir et elle éprouve une angoise inexprimable. Elle pousse un cri et perd immédiatement connaissance. Alors tous les membres sont agités de tremblement, les bras se contour- nent avec force dans la pronation ; la face, toute convulsée, est d'un rouge violet, et la bouche remplie d'écume sangui- nolente. Cet état dure de trois à quatre minutes, après quoi survient un sommeil profond duquel la malade sort sans se rappeler rien, excepté les phénomènes précurseurs de l'atta- que. Hors des accès, elle jouit d'une santé parfaite.

Appelé auprès d'elle, au bout du sixième accès, le 22 no- vembre 1849, je prescrivis le valérianate d'atropine, à la dose de 1 milligramme.

Du 23 au 28 inclusivement, continuation du même moyen à la même dose.

Le 29, dilatation des pupilles, léger trouble de la vue, point de vertige, nulle céphalalgie, point de sécheresse de gosier, suspension du valérianate d'atropine.

Le 5 décembre, les pupilles et la vision sont revenues à leur état naturel.

Du 8 au 15, 2 milligrammes de valérianate d'atropine par jour.

Le 16, nouvelle suspension du médicament. Une attaque survient, mais elle est moins longue et plus faible que les précédentes.

Du 23 au 30, troisième reprise du médicament à la dose de 2 milligrammes par jour.

Le 1er janvier 1850, suspension du valérianate d'atropine.

Du 15 au 1er février, quatrième reprise à la même dose.

Du 15 février au 1er mars, cinquième reprise, toujours à la dose de 2 milligrammes par jour.

1er avril. Voilà trois mois et demi que la malade n'a pas eu d'attaques, suspension du médicament.

Du 15 au 30, sixième reprise du valérianate d'atropine, à la dose de 1 milligramme par jour.

Le 8 mai, une attaque très-légère survient au milieu de la nuit.

Du 15 au 30 septembre, reprise de la médication, à la dose d'un demi-milligramme par jour.

Deux ans et demi se sont écoulés depuis la dernière attaque, et la malade n'éprouve plus le moindre symptôme de son affection.

Obs. II. — Mlle J..., âgée de dix-huit ans, d'une constitution nerveuse et d'une imagination très-vive, est fille d'une mère extrêmement irritable, sujette à la migraine et qui a eu plusieurs accès de lypémanie suicide. Cette jeune personne se fit remarquer de bonne heure par un instinct génésique très-prononcé ; elle fut renvoyée de plusieurs pensionnats pour avoir excité à la masturbation grand nombre de ses camarades.

Réglée à seize ans, elle voit à chaque époque, mais l'écoulement sanguin est difficile et peu abondant. A dix-sept ans, deux mois après une vive contrariété qu'elle eut à subir de la part de sa mère, elle est prise d'attaques convulsives.

Ces attaques commencent par une constriction au gosier et par un état de malaise. La malade pousse un petit cri suivi aussitôt de chute, d'agitation de tout le corps, de perte de connaissance et de roideur tétanique de la tête et des membres supérieurs, dont les doigts restent fortement fléchis. Gonflement et rougeur de la face, distension des jugulaires, respiration laborieuse, point d'écume à la bouche, léger grincement des dents sans aucune contraction des muscles du visage. Au bout de quelques minutes, les muscles se relâchent, les yeux se ferment, la face devient pâle ; la malade pousse quelques gémissements et s'endort d'un profond sommeil. Une demi-heure après environ, elle se réveille avec une figure étonnée, un air abattu, un peu de céphalalgie et ne se rappelant rien de ce qui s'est passé durant l'accès.

Les attaques n'ont rien de régulier ; elles reviennent à peu près trois ou quatre fois par mois, quelquefois au milieu du jour, d'autres fois vers le matin Elles sont rapprochées et plus intenses quand la malade éprouve quelque contrariété.

On prescrit plusieurs saignées du pied, des bains de siége et des pédiluves irritants, dans le but de provoquer l'écoulement des règles. On conseilla aussi des préparations ferrugineuses. Tous ces moyens restèrent sans résultat.

Du 4 mars 1849 au 10, 1 milligramme de valérianate d'atropine est administré en vingt-quatre heures.

Le 11, on cesse l'emploi du remède.

Du 18 au 1er avril, reprise du sel d'atropine, à la dose de 2 milligrammes en vingt-quatre heures.

Le 2, dilatation des pupilles, léger trouble de la vue.

Le 4, il survient une attaque.

Du 7 au 22, troisième reprise de la médication (2 milligrammes en vingt-quatre heures).

Du 28 avril au 11 mai, quatrième reprise. Une attaque se
manifeste dans cet intervalle. Dilatation assez considérable
des pupilles, quelques vertiges.

Du 17 au 30, cinquième reprise.

Du 5 juin au 18, sixième reprise (toujours à 2 milligrammes
en vingt-quatre heures).

Du 24 juin au 7 juillet, septième reprise ; absence d'attaques
depuis deux mois.

Du 13 au 26, huitième reprise.

11 centigrammes de valérianate d'atropine sont successi-
vent administrés à quatre autres reprises.

La guérison se soutient (8 septembre 1852). Mlle J...
continue toutefois à être fort mal réglée.

Obs. III. L'enfant D..., âgé de quatre ans et demi, d'une
constitution robuste, né d'une mère sujette à des attaques de
nerfs, eut peur d'un chien qui se précipita sur lui à la cam-
pagne, il y a quinze mois. Dans la nuit qui suivit cette frayeur,
il eut des accès convulsifs, précédés de cris et de mouvements
de détresse qui firent supposer que l'imagination du petit malade lui représentait la cause qui l'avait si fort effrayé. Ces
accès se reproduisirent. Ils se manifestaient quelque temps
après que l'enfant était au lit, pendant le premier sommeil.
Les phénomènes morbides se succédaient dans l'ordre suivant :
gêne de la respiration, toux, anxiété, réveil imparfait, parole
d'abord inintelligible, roideur des membres, déviation de la
bouche, avec un peu d'écume à ses coins, yeux ouverts et
convulsés, col gonflé, mâchoires serrées l'une contre l'autre,
enfin, résolution complète des membres, suivie d'un sommeil
profond.

Comme l'enfant n'éprouvait rien de semblable pendant le jour, les parents pensèrent que le temps parviendrait à guérir cette affection. Cependant ils s'effrayèrent en voyant les attaques redoubler, se reproduire à peu près huit à dix fois par mois.

Un médecin, appelé deux mois après le début des attaques, prescrivit des vermifuges, des bains tièdes et de l'oxyde de zinc.

Ces moyens parurent améliorer l'état de l'enfant au point que les parents le crurent guéri ; mais les accès, qui avaient cessé pendant six semaines, revinrent avec plus de violence, et en nombre bien plus considérable : on en comptait jusqu'à trois dans la même nuit.

Je vis cet enfant le 4 avril 1850. M'étant assuré que la maladie n'avait pour cause ni travail de dentition ni présence d'ascarides ou d'oxyures vermiculaires, je fis abandonner les traitements antérieurs pour prescrire le valérianate d'atropine.

Du 4 au 9, le petit malade en prend un demi-milligramme en vingt-quatre heures.

Le 10, un peu de dilatation des pupilles ; suspension du médicament.

Du 14 au 19, reprise du sel d'atropine à la même dose.

Du 24 au 29, troisième reprise.

Du 4 mai au 9, quatrième reprise.

Du 14 au 19, cinquième reprise.

Le 25, les attaques sont moins longues et moins fréquentes.

Du 1ᵉʳ juin au 1ᵉʳ août, 6 centigrammes de valérianate d'atropine.

Le 3 août, l'enfant n'a plus d'accès proprement dits ; seulement il éprouve une ou deux fois par semaine, dans le jour, un vertige très-léger et très-rapide ; il pousse un cri, se roidit, chancelle ; mais tout est fini au bout de quelques secondes.

Le valérianate d'atropine est continué durant les mois

d'août, de septembre et d'octobre (7 centigrammes durant toute cette période).

Deux années se sont écoulées depuis cette époque sans que le jeune malade ait éprouvé la moindre attaque convulsive.

Obs. IV. V..., concierge, a cinquante ans, une constitution moyenne, les yeux bleus, les cheveux roux, la poitrine bien développée et passablement d'embonpoint. Il est né d'une mère sujette à la migraine, et il fut lui-même longtemps en proie à cette maladie.

En 1841, la migraine est remplacée par des attaques convulsives. Celles-ci sont marquées par des secousses dans les bras, qui se roidissent et se contournent dans la pronation ; par l'écume à la bouche; par un resserrement des mâchoires, entre lesquelles la langue se trouve quelquefois mordue. Rien n'annonce ces attaques. La connaissance se perd au moment même de l'invasion.

Cet état dure un temps variable, tantôt de deux à trois minutes, tantôt de dix minutes à un quart d'heure ; après quoi, recouvrant l'usage des sens, le malade répond par des paroles décousues aux questions qu'on lui adresse, oublie une foule de mots usuels et se trouve plongé dans une sorte de stupidité qui persiste pendant un jour ou deux.

Les attaques surviennent quelquefois le jour, mais le plus souvent la nuit, au nombre de deux ou trois par mois.

Les saignées, la poudre de fleurs de pivoine et celle de fleurs de narcisse sauvage n'ont exercé aucune influence sur l'état de ce sujet.

Du 26 juin 1850 au 9 juillet, 1 milligramme de valérianate d'atropine par vingt-quatre heures.

Du 16 au 30, 2 milligrammes. Une attaque durant cet intervalle. Dilatation des pupilles et un peu de trouble dans la vue.

Du 7 août au 21, reprise du sel d'atropine à la dose de 1 milligramme.

Du 29 août au 12 septembre, quatrième reprise, à la même dose. Il n'y a pas eu d'attaques durant le mois d'août.

Du 20 septembre au 4 octobre, cinquième reprise.

Le 6 octobre, une légère attaque, qui dure à peine quelques secondes.

Le malade ingère, en huit autres reprises, 24 centigrammes de valérianate d'atropine.

Le 10 janvier 1852, amélioration considérable. Les attaques ne sont plus que de simples vertiges qui ne laissent aucun désordre de l'intelligence et qui ne reviennent que tous les quatre ou cinq mois.

En résumé, dans la première de ces quatre observations, il s'agit d'attaques épileptiques survenant une ou deux fois par semaine, qui cèdent à l'usage du valérianate d'atropine, dont la quantité pour tout le traitement, d'une durée de six mois, fut d'un décigramme et deux centigrammes. Dans la seconde, les accès, au nombre de trois et quatre par mois, cèdent également à l'emploi du même remède, trois décigrammes et un centigramme administrés en tout pendant sept mois. Dans la troisième, près de deux décigrammes et demi, employés en tout, également pendant sept mois, suffisent encore pour triompher d'attaques se répétant huit à dix fois par mois. Enfin, dans la quatrième observation, un traitement de quatre mois, et trois décigrammes et deux centigrammes de valérianate d'atropine en tout, ne guérissent pas complétement, mais produisent une amélioration considérable. Je me hâte d'ajouter que chez les trois malades guéris, il n'est survenu aucune rechute, bien que deux ans, deux ans et demi et trois ans se soient écoulés depuis la cessation de l'emploi du valérianate d'atropine.

Voici trois autres observations recueillies plus récemment

où l'influence de ce médicament n'a pas été moins salutaire.

Obs. V. — Le second fils du comte de ***, qui m'a été adressé par mon honorable confrère, le docteur Pichot, médecin à la Loupe, fut atteint, à l'âge de trois ans, d'une difficulté extrême d'uriner. Croyant que l'enfant avait un calcul vésical, la famille l'amena à Paris pour consulter. Blandin pratiqua la catéthérisme, mais ne trouva pas de pierre. L'introduction de la sonde fit pousser des cris effrayants au jeune malade, et laissa dans son esprit une impression d'effroi si vive et si profonde que le soir même de cette opération il survint une attaque de vertige épileptique ainsi constituée :

L'enfant, à la suite d'une légère quinte de toux, poussa quelques gémissements, devint extrêmement pâle, perdit connaissance, offrit de la fixité dans le regard et des convulsions légères dans les muscles de la face. Toutefois il n'y avait pas d'écume à la bouche, et la perte de connaissance n'était pas complète ; car, interrogé pendant sa crise, le jeune malade entendait et répondait même aux questions qu'on lui adressait. Cette attaque dura de sept à huit minutes, et elle revint le lendemain et les jours suivants à peu près à la même heure, c'est-à-dire environ une heure après être couché.

On consulta d'abord M. le professeur Trousseau, qui conseilla la poudre et l'extrait de belladone. Ce médicament produisit un peu d'amélioration ; mais, bien que continué pendant un temps assez long, il ne put pourtant parvenir à triompher du mal.

Consulté en 1851, je prescrivis d'abord, sans autre résultat qu'une légère diminution dans la durée et l'intensité des attaques, la poudre de narcisse des prés, et plus tard je passai à l'emploi des granules de valérianate d'atropine, en commençant par la dose d'un demi-milligramme par jour. Elle fut successivement augmentée jusqu'à 2 milligrammes, et ne put jamais être portée plus loin en raison de la susceptibilité extrême du sujet, qui se plaignait de diplopie, de mal de tête, de dégoût et de sécheresse du gosier dès qu'elle était dépassée. Quand ces phénomènes physiologiques survenaient, on suspendait l'emploi du valérianate d'atropine, pour le reprendre quinze jours ou un mois après.

Au bout de six mois de l'usage de ce dernier antispasmodique, les attaques s'éloignèrent et s'affaiblirent d'une manière notable, et au bout d'un an elles avaient complétement disparu.

Un an après, au printemps, il s'en produisit quelques unes pendant la nuit, mais si légères qu'elles méritaient plutôt le nom de cauchemar que celui de vertige épileptique.

L'usage du valérianate d'atropine fut continué, mais à des doses plus faibles, et même l'est encore par mesure de précaution.

Aujourd'hui l'enfant, que je revois de temps à autre, et que voit plus souvent le docteur Pichot, a onze ans. Il y a environ quatre ans qu'il n'a plus d'attaques ; il est robuste, il grandit beaucoup, il se livre avec ardeur non-seulement aux travaux d'esprit, mais encore aux exercices du corps, à l'équitation principalement; et l'imagination a eu chez lui si peu de part à la guérison, qu'il ne se doute même pas avoir été épileptique.

Obs. VI. — H..., est un homme de vingt-cinq ans, grand, pâle, très-impressionnable ; les affaires de la moindre importance, une petite dette, par exemple, le préoccupent vivement. Aucun de ses ascendants n'a été épileptique. Il est marié depuis quinze mois ; il n'a point abusé du coït.

En juin 1851, six jours après avoir éprouvé une vive frayeur, que lui causa un taureau qui se précipita sur lui, eut une première attaque : il tomba à terre, perdit connaissance, offrit de l'écume à la bouche, eut le tronc, les membres et les muscles du visage agités de mouvements convulsifs ; après quoi il survint un sommeil stertoreux, à la fin duquel le malade ne conserva aucun souvenir de ce qui s'était passé.

Des attaques semblables revinrent bientôt, à peu près deux ou trois fois par mois : elles avaient lieu tantôt le jour, tantôt la nuit ; elles n'étaient précédées d'aucun symptôme précurseur, et elles ne laissaient après elles aucun désordre dans l'intelligence.

On mit d'abord en usage les saignées, les bains tièdes, le sulfate de quinine, qui ne produisirent aucun effet notable.

Consulté huit mois après le début de la maladie, je prescrivis le valérianate d'atropine, en commençant par 1 milligramme en vingt-quatre heures, pendant quinze jours, suspendant l'emploi du remède pour le reprendre à la dose de 2 milligrammes pendant quinze autres jours, et ainsi de suite pendant huit mois, sans jamais aller au delà de 2 milligrammes en vingt-quatre heures.

Après que le malade eut ingéré 2 décigrammes de valérianate d'atropine, les accès diminuèrent d'intensité et de fréquence ; ils disparurent quand la quantité totale de 4 décigrammes et demi fut atteinte.

Quatre ans se sont écoulés depuis lors, et l'épilepsie ne s'est point renouvelée.

Obs. VII.—M. G..., 67 ans, d'une force moyenne, a éprouvé, sans cause connue, il y a vingt-cinq ans, des attaques constituées par une perte totale de la connaissance, par de la roideur dans les bras et les jambes. Ces attaques, pendant lesquelles le malade avait la face violette, la bouche remplie d'une écume toute sanguinolente, et la pupille cachée sous la paupière supérieure, duraient de dix à quinze minutes, et étaient suivies d'un sommeil très-profond, accompagné de ronflement. Au début, les attaques avaient lieu trois fois l'an ; plus tard elles se rapprochèrent : elles survinrent tous les trois mois, ensuite tous les deux, enfin tous les mois, en laissant après elles pendant trois ou quatre jours une altération notable des facultés intellectuelles, consistant surtout dans la perte de la mémoire.

Outre ces paroxysmes, M. G... en offre d'autres beaucoup moins intenses, de simples vertiges, à des époques irrégulières, deux ou trois fois par mois environ, ordinairement le jour, quand il se trouve en proie à quelque contrariété.

Le malade avait été traité antérieurement par une foule de médicaments, notamment par les saignées, le sous-carbonate et l'hydrocyanate de fer, le nitrate d'argent, l'indigo, etc. Ces deux derniers moyens eurent pour effet d'éloigner les attaques, mais les paroxysmes ultérieurs offraient en revanche une plus grande intensité.

Soumis à l'usage du valérianate d'atropine pendant huit mois, en commençant par un demi-milligramme par jour, il en prit en tout 4 décigrammes.

Actuellement il n'y a plus de vertiges ; quant aux paroxysmes avec complication de trouble intellectuel, ils surviennent encore tous les trois ou quatre mois ; mais ils sont moins violents et d'une durée plus courte.

Parmi les quinze épileptiques que j'ai actuellement en traitement à Paris ou en province, je pourrais en citer plusieurs chez lesquels des attaques qui survenaient tous les mois, et même toutes les semaines, n'ont plus lieu depuis six mois, et même depuis un an, et cela sans qu'on ait droit de mettre en doute l'influence du valérianate d'atropine ; mais, comme ces observations ne sont pas encore complètes pour moi, je ne crois pas devoir en tenir compte dans ce travail.

Il est vrai que dans quelques cas les attaques sont simplement suspendues. Ainsi, chez une jeune fille de huit ans, née d'une mère folle et épileptique, jeune fille à peu près idiote et avec cela atteinte d'hémiplégie, je suis parvenu à faire disparaître des attaques se manifestant environ deux fois par semaine, et ayant résisté à l'action de tous les autres remèdes. Malheureusement le succès ne fut que passager, car la maladie revint au bout de quatre mois. Mais aussi dans ce cas le sujet se trouvait dans les conditions de traitement les plus défavorables, puisque aux circonstances d'hérédité, d'idiotisme et d'hémiplégie , s'ajoutaient celles d'attaques convulsives déjà anciennes, fréquentes et remarquables par une intensité extrême. Je n'ai été guère plus heureux chez une dame du quartier des Bourdonnais, auprès de laquelle j'avais été appelé par mon honorable confrère le docteur Clairain. Il est vrai que cette dame était épileptique depuis dix ans, et que sa famille la fit renoncer, au bout de quatre mois, à l'usage du valérianate d'atropine, sous le prétexte, que ce médicament était un agent toxique.

En somme, le valérianate d'atropine, convenablement préparé , est pour moi le plus puissant antispasmodique connu jusqu'à présent. Assurément je ne le propose pas comme un spécifique de l'épilepsie ; mais je suis fortement convaincu, par une expérience déjà assez longue, que les praticiens qui l'emploieront avec discernement, méthode et persévérance parviendront à guérir radicalement beaucoup plus de malades qu'ils n'en pourraient guérir avec n'importe quel autre antiépileptique, et même avec tous les autres antispasmodiques réunis.

Quant à l'amélioration que ce médicament produit dans les cas d'épilepsie incurable, je ne crains pas d'avancer qu'elle est presque constante. Soit par degrés insensibles, soit à la suite d'oscillations et de réactions, il diminue toujours le nombre et l'intensité des attaques. Il convertit le haut-mal ou les grandes crises en attaques intermédiaires, celles-ci en vertiges, et les vertiges en simples absences. Dans tous les cas il tend à enrayer l'affaiblissement moral et intellectuel qui succède si souvent à cette terrible maladie.

Un dernier mot, et cela sur la manière d'administrer la

substance dont il s'agit. Bien que le valérianate d'atropine, préparé d'après la formule que j'en ai donnée, soit inconstestablement le plus efficace des sels atropiques contre les affections convulsives en général et contre l'épilepsie en particulier, toutes les manières de l'administrer ne sont point indifférentes. J'ai à peu près expérimenté tous les modes d'administration.

Sous forme liquide, en sirop ou en potion, le valérianate d'atropine est très-difficile à employer longtemps en raison de son odeur fétide.

Par la méthode endermique, il a l'inconvénient de produire sur la plaie des pseudo-membranes qui s'opposent à son absorption. Outre que la forme pilulaire est la plus commode pour l'exactitude du dosage, elle est aussi la plus avantageuse en ce qu'elle prolonge plus longtemps l'absorption dans le tube digestif.

J'ai pour règle de donner le valérianate d'atropine à doses très-fractionnées, afin d'éviter des effets trop violents, et, d'une autre part, assez souvent répétées pour tenir le malade sous l'influence continuelle de ce remède. Dans ce but, j'ai l'habitude de prescrire des granules argentés qui ne contiennent chacun qu'un demi-milligramme de valérianate d'atropine. En se bornant à l'administration d'un ou deux granules par jour, le praticien le plus timoré n'a rien à craindre de l'usage de ce remède, même chez les très-jeunes sujets. J'augmente successivement les doses en me guidant sur la nature et l'intensité des phénomènes physiologiques produits. Chez certains sujets je suis arrivé progressivement à faire prendre jusqu'à 1 centigramme, et même plus, de valérianate d'atropine par jour.

En général, on doit suspendre l'emploi de ce moyen dès que les phénomènes physiologiques, la dilatation des pupilles, la céphalalgie, la sécheresse de la bouche, etc., se manifestent avec une intensité notable. D'un autre côté, il est bon, même quand le malade pourrait supporter le médicament à assez haute dose, de ne pas trop en prolonger l'usage, afin que le pouvoir de l'habitude n'en affaiblisse pas l'action sur l'économie. De là le soin qu'il faut avoir de quitter et de reprendre alternativement l'usage du valérianate d'atropine à des intervalles variables, en se guidant autant que possible sur la capacité de saturation individuelle pour le médicament. Ajoutons que, pour être efficace, le traitement ne doit pas se borner à quelques semaines de durée, mais bien se prolonger pendant des mois, et souvent des années.

Les moyens accessoires et certaines mesures ou précautions hygiéniques ne sont pas pourtant à dédaigner, car ils contribuent beaucoup au succès du traitement. Comme les accès épileptiques surviennent souvent pendant ou peu de temps après les repas, les malades doivent manger peu à la fois, et faire usage d'aliments doux et de digestion facile.

Les impressions morales sont une des causes les plus évidentes des attaques dont il s'agit. En conséquence, il faut soustraire les malades à toute vie d'émotions, d'abord en leur interdisant l'usage des stimulants du système nerveux, le café, le thé, les boissons alcooliques, et ensuite en les isolant autant que possible, c'est-à-dire en leur épargnant tout sujet de frayeur, de colère, de contrariété, de préoccupation sexuelle.

On doit conseiller l'habitude de se coucher la tête très haute, dans une attitude telle que le tronc et la tête fassent avec le plan du lit un angle d'environ cinquante degrés, car beaucoup d'accès ne surviennent que la nuit, c'est-à-dire par le fait de la position horizontale.

Beaucoup d'épileptiques ont des rapports acides, qu'il faut combattre à l'aide des alcalins, dix ou quinze centigrammes de bicarbonate de potasse, de magnésie carbonatée ou de carbonate de chaux, administrés tous les jours. Cette sécrétion plus abondante d'acide gastrique, dont a parlé le premier Marshall-Hall, sécrétion qui augmente encore par l'usage d'aliments copieux ou excitants, peut devenir en effet, comme le croit cet illustre physiologiste, une cause d'action reflexe propre à rappeler les accès. Il en est de même de la constipation ou de toute autre cause excitante des intestins, qu'il faut par cela même tenir constamment libres.

En résumé, chercher à neutraliser, au moyen du valérianate d'atropine, la surexcitation de la moelle allongée, et de l'autre, éloigner autant que possible toutes les causes de cette surexcitation, telles sont les bases de ma méthode dans le traitement de l'épilepsie.

Paris. Imp. de Moquet rue de la Harpe, 92.

www.ingramcontent.com/pod-product-compliance
Lightning Source LLC
LaVergne TN
LVHW020556060726
842525LV00004B/1473